Tabelle of Inhalt

Keto-Diät Leicht Gemacht 2021

Ein Kompletter Leitfaden Zum Essen Ihrer
Lieblingsspeisen Und Zum Schnellen Abnehmen

Maggie Rogers
Franka Simon

SMOOTHIES &
BREAKFAST
RECIPES

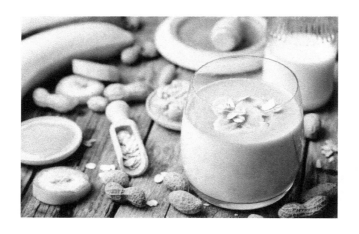

Sloppy Joe Chaffle

Zubereitungszeit: 15 Minuten

Kochzeit: 15 Minuten

Portionen: 2

Zutaten:

- 1 Teelöffel Olivenöl
- 1 Pfund Hackfleisch
- Salz und Pfeffer nach Geschmack
- 1 Teelöffel Zwiebelpulver
- 1 Teelöffel Knoblauchpulver
- 3 Esslöffel Tomatenmark
- 1 Esslöffel Chilipulver
- 1 Teelöffel Senfpulver
- 1/2 Teelöffel Paprika
- 1/2 Tasse Rinderbrühe
- 1 Teelöffel Kokos-Aminos
- 1 Teelöffel Süßstoff
- 4 Maisbrot-Sakel

Methode:

1. Gießen Sie das Olivenöl in eine Pfanne bei mittlerer Hitze.
2. Fügen Sie das gemahlene Rindfleisch hinzu.
3. Mit Salz, Pfeffer und Gewürzen abschmecken.
4. Kochen Sie für 5 Minuten, gelegentlich unter Rühren.

5. Die Rinderbrühe, Kokos-Aminos und Süßungsmittel unterrühren.

6. Hitze reduzieren und 10 Minuten köcheln lassen.

7. Die Maisbrot-Spreu mit der gemahlenen Rindfleischmischung aufziehen.

8. Top mit einer anderen Spreu.

Nährwert:

- Kalorien 334
- Fett insgesamt 12.1g
- Gesättigtes Fett 4g
- Cholesterin 135mg
- Natrium 269mg
- Kalium 887mg
- Kohlenhydrate insgesamt 6.5g
- Nahrungsfaser 2g
- Protein 48,2g
- Zucker insgesamt 2.9g

Köstlicher Zimt-

Smoothie

Zubereitungszeit: 5 Minuten Kochzeit: 5 Minuten

Servieren: 1

Zutaten:

- 1/4 Tasse Vanilleproteinpulver
- 1 EL gemahlene Chia-Samen
- 1/2 TL Zimt
- 1 EL Kokosöl
- 1/2 Tasse Wasser
- 1/4 Tasse Eis
- 1/2 Tasse ungesüßte Kokosmilch

Wegbeschreibungen:

1. Fügen Sie alle Zutaten in den Mixer und mischen, bis glatt.
2. Servieren und genießen.

Nährwert (Betrag pro Portion):

Kalorien 439

Fett 43 g

Kohlenhydrate 7,8 g

Zucker 9 g

Protein 6,8 g

Cholesterin 6 m

LT Chaffle Sandwich

Zubereitungszeit: 10 Minuten

Kochzeit: 15 Minuten

Portionen: 2

Zutaten:

- Kochspray
- 4 Scheiben Speck
- 1 Esslöffel Mayonnaise
- 4 einfache Spreuen
- 2 Salatblätter
- 2 Tomatenscheiben

Methode:

1. Beschichten Sie Ihre Pfanne mit Folie und legen Sie sie bei mittlerer Hitze ab.
2. Kochen Sie den Speck bis golden und knusprig.
3. Mayo auf die Spreu verteilen.
4. Top mit Salat, Speck und Tomaten.
5. Top mit einer anderen Spreu.

Nährwert:

- Kalorien 238
- Fett insgesamt 18.4g
- Gesättigtes Fett 5.6g
- Cholesterin 44mg
- Natrium 931mg
- Kalium 258mg
- Gesamt Kohlenhydrate 3g
- Ballaststoffe 0.2g
- Protein 14.3g

Zucker insgesamt 0.9g

Erdnussbutter

Spreus Kuchen

Zubereitungszeit: 10 Minuten

Kochzeit: 10 Minuten

Portionen: 2

Zutaten:

Chaffle

- 1 Ei, geschlagen
- 1/4 Teelöffel Backpulver
- 2 Esslöffel Erdnussbutterpulver (zuckerfrei)
- 1/4 Teelöffel Erdnussbutterextrakt
- 1 Esslöffel schwere Schlagsahne
- 2 Esslöffel Süßstoff

Zuckerguss

- 2 Esslöffel Süßstoff
- 1 Esslöffel Butter
- 1 Esslöffel Erdnussbutter (zuckerfrei)
- 2 Esslöffel Frischkäse
- 1/4 Teelöffel Vanille

Methode:

1. Heizen Sie Ihren Waffelmacher vor.
2. In einer großen Schüssel alle Zutaten für die Waffel kombinieren.

3. Die Hälfte der Mischung in den Waffelmacher gießen.

4. Versiegeln und kochen für 4 Minuten.

5. Wiederholen Sie die Schritte, um die zweite Spreu zu machen.

6. Während Sie die Sakel abkühlen lassen, die frostigen Zutaten in eine Schüssel geben.

7. Verwenden Sie einen Mixer, um Mischung in flauschige Frostung zu verwandeln.

8. Die Frostung auf den Spreuen verteilen und servieren.

Nährwert:

- Kalorien192
- Gesamtfett 17 g
- Gesättigte Fettsäuren 8 g
- Cholesterin 97,1 mg
- Natrium 64,3 mg
- Kalium 342 mg
- Kohlenhydrate insgesamt 3,6 g
- Ballaststoffe 0,6 g
- Protein 5,5 g
- Zucker insgesamt 1,8 g

Apple Pie Chaffle

Zubereitungszeit: 5 Minuten

Kochzeit: 8 Minuten

Portionen: 2

<u>Zutaten:</u>

- 1 Ei
- 1/2 Tasse Mozzarella-Käse
- 1 Teelöffel Apfelkuchen Gewürz
- 1 Esslöffel Schokoladenchips (zuckerfrei)

<u>Methode:</u>

1. Mischen Sie alle Zutaten in einer Schüssel, während der Waffelmacher vorerwändigen.
2. Die Hälfte der Mischung in den Waffelmacher geben.
3. Dichtung. Kochen Sie für 4 Minuten.
4. Die Waffel auf einen Teller legen, um sie 2 Minuten abzukühlen.
5. Wiederholen Sie die Schritte, um die zweite Waffel zu kochen.

Nährwert:

- Kalorien 165
- Fett insgesamt 10.2g
- Gesättigtes Fett 5.2g
- Cholesterin 174mg
- Natrium 156mg
- Kohlenhydrate insgesamt 8.3g
- Ballaststoffe 0.6g
- Zucker insgesamt 5.9g
- Protein 10.4g
- Kalium 109mg

Basic Chaffle

Zubereitungszeit: 5 Minuten

Kochzeit: 8 Minuten

Servieren: 2

Zutaten:

- Kochspray
- 1 Ei
- 1/2 Tasse Cheddar-Käse, geschreddert

Methode:

1. Schalten Sie Ihren Waffelmacher ein.
2. Beidseitig mit Kochspray fetten.
3. Schlagen Sie das Ei in einer Schüssel.
4. Den Cheddar-Käse unterrühren.
5. Gießen Sie die Hälfte des Teigs in den Waffelmacher.
6. Versiegeln und kochen für 4 Minuten.
7. Entfernen Sie die Waffel langsam aus dem Waffelmacher.
8. 3 Minuten sitzen lassen.
9. Gießen Sie den restlichen Teig in den Waffelmacher und wiederholen Sie die Schritte.

Nährwert:

- Kalorien 191
- Gesamtfett 23 g
- Gesättigte Fettsäuren 14 g
- Cholesterin 223 mg
- Natrium 413 mg
- Kalium 116 mg
- Gesamtkohlenhydrat e 1 g
- Ballaststoffe 1 g
- Protein 20 g
- Gesamtzucker 1 g

Knoblauch-Chaffle

Zubereitungszeit: 5 Minuten

Kochzeit: 8 Minuten

Servieren: 2

Zutaten:

- 1 Ei
- 1/2 Tasse Cheddar-Käse, geschlagen
- 1 Teelöffel Kokosmehl
- Prise Knoblauchpulver

Methode:

1. Schließen Sie Ihren Waffelhersteller an.
2. Schlagen Sie das Ei in einer Schüssel.
3. Die restlichen Zutaten unterrühren.
4. Gießen Sie die Hälfte des Teigs in Ihre Waffel Maker.
5. Kochen Sie für 4 Minuten.
6. Entfernen Sie die Waffel und lassen Sie für 2 Minuten sitzen.
7. Machen Sie die gleichen Schritte mit dem verbleibenden Teig.

Nährwert:

- Kalorien 170
- Gesamtfett 14 g
- Gesättigte Fettsäuren 6 g
- Cholesterin 121 mg
- Natrium 220 mg
- Kalium 165 mg
- Gesamtkohlenhydrat 2 g
- Ballaststoffe 1 g
- Protein 10 g
- Gesamtzucker 1 g

Heidelbeer-Chaffle

Zubereitungszeit: 10 Minuten

Kochzeit: 8 Minuten

Portionen: 2

Zutaten:

- 1 Ei, geschlagen
- 1/2 Tasse Mozzarella-Käse, geschreddert
- 1 Teelöffel Backpulver
- 2 Esslöffel Mandelmehl
- 2 Teelöffel Süßstoff
- 1/4 Tasse Heidelbeeren, gehackt

Methode:

1. Kombinieren Sie alle Zutaten in einer Schüssel. Gut mischen.
2. Schalten Sie den Waffelmacher ein.
3. Die Hälfte der Mischung in das Kochgerät gießen.
4. Schließen Sie es und kochen Sie für 4 Minuten.
5. Öffnen Sie den Waffelmacher und übertragen Sie auf eine Platte.
6. 2 Minuten abkühlen lassen.
7. Fügen Sie die restliche Mischung zum Waffelmacher hinzu und wiederholen Sie die Schritte.

Nährwert:

- Kalorien 175
- Fett insgesamt 4.3g
- Gesättigtes Fett 1.5g
- Cholesterin 86mg
- Natrium 76mg
- Kalium 296mg
- Kohlenhydrate insgesamt 6.6g
- Ballaststoffe 1.7g
- Protein 5.3g
- Zucker insgesamt 2g

Zimt-Chaffle

Zubereitungszeit: 5 Minuten

Kochzeit: 8 Minuten

Portionen: 2

Zutaten:

- 1 Ei
- 1/2 Tasse Mozzarella-Käse, geschreddert
- 2 Esslöffel Mandelmehl
- 1 Teelöffel Backpulver
- 1 Teelöffel Vanille
- 2 Teelöffel Zimt
- 1 Teelöffel Süßstoff

Methode:

1. Heizen Sie Ihren Waffelmacher vor.
2. Schlagen Sie das Ei in einer Schüssel.
3. Die restlichen Zutaten unterrühren.
4. Die Hälfte des Teigs in den Waffelmacher übertragen.
5. Schließen und kochen für 4 Minuten.
6. Öffnen und die Waffel auf einen Teller legen. 2 Minuten abkühlen lassen.
7. Gehen Sie die gleichen Schritte für den verbleibenden Teig.

Nährwert:

- Kalorien 136
- Fett insgesamt 7.4g
- Gesättigte Fettsäuren 2.9g
- Cholesterin 171mg
- Natrium 152mg
- Kalium 590mg
- Kohlenhydrate insgesamt 9.6g
- Ballaststoffe 3.6g
- Protein 9.9g
- Gesamtzucker 1g

Keto Chaffle mit Mandelmehl

Zubereitungszeit: 5 Minuten

Kochzeit: 8 Minuten

Portionen: 2

Zutaten:

- 1 Ei, geschlagen
- 1/2 Tasse Cheddar-Käse, geschreddert
- 1 Esslöffel Mandelmehl

Methode:

1. Schalten Sie Ihren Waffelmacher ein.
2. Mischen Sie alle Zutaten in einer Schüssel.
3. Gießen Sie die Hälfte des Teigs in den Waffelmacher.
4. Schließen Sie das Gerät und kochen Sie 4 Minuten lang.
5. Entfernen Sie aus dem Waffelmacher.
6. Lassen Sie für 2 bis 3 Minuten sitzen.
7. Wiederholen Sie die Schritte mit dem verbleibenden Teig.

<u>Nährwert:</u>

- Kalorien 145
- Gesamtfett 11 g
- Gesättigte Fettsäuren 7 g
- Cholesterin 112 mg
- Natrium 207 mg
- Kalium 158 mg
- Gesamtkohlenhydrat e 1 g
- Ballaststoffe 1 g
- Protein 10 g
- Gesamtzucker 1 g

Bacon Chaffle

Zubereitungszeit: 5 Minuten

Kochzeit: 8 Minuten

Portionen: 2

Zutaten:

- 1 Ei
- 1/2 Tasse Cheddar-Käse, geschreddert
- 1 Teelöffel Backpulver
- 2 Esslöffel Mandelmehl
- 3 Esslöffel Speckstücke, gekocht

Methode:

1. Schalten Sie Ihren Waffelmacher ein.
2. Schlagen Sie das Ei in einer Schüssel.
3. Käse, Backpulver, Mandelmehl und Speckstücke unterrühren.
4. Gießen Sie die Hälfte des Teigs in den Waffelmacher.
5. Schließen Sie das Gerät.
6. Kochen Sie für 4 Minuten.
7. Waffeln auf einem Teller öffnen und übertragen. 2 Minuten abkühlen lassen.
8. Wiederholen Sie das gleiche Verfahren mit dem verbleibenden Teig.

Nährwert:

- Kalorien 147
- Fett insgesamt 11,5 g
- Gesättigtes Fett 5,4 g
- Cholesterin 88 mg
- Natrium 286 mg
- Kalium 243 mg
- Kohlenhydrate insgesamt 1,7 g
- Ballaststoffe 1 g
- Protein 9,8 g

Gesamtzucker 1 g

Leckerer Beeren-

Smoothie

Zubereitungszeit: 5 Minuten Kochzeit: 5 Minuten

Servieren: 4

Zutaten:

- 1/2 Tasse Brombeeren

- 2/3 Tasse Erdbeeren

- 2/3 Tasse Himbeeren

- 1 1/2 Tassen ungesüßte Mandelmilch

- 1/2 Tasse ungesüßte Kokosmilch

- 1 EL schwere Sahne

Wegbeschreibungen:

1. Fügen Sie alle Zutaten in den Mixer und mischen, bis glatt.

2. Servieren und genießen.

Nährwert (Betrag pro Portion):

Kalorien 123

Fett 10,1 g

Kohlenhydrate 6,5 g

Zucker 4 g

Protein 1,8 g

Cholesterin 5 mg

SCHWEINE-, RIND-
& LAMMREZEPTE

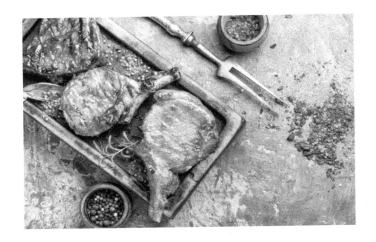

Thymian Oregano Schweinebraten

Zubereitungszeit: 10 Minuten Kochzeit: 1 Stunde 40 Minuten

Servieren: 6

Zutaten:

- 3 lbs Schweinebraten, knochenlos
- 1 Tasse Hühnerbrühe
- 1 Zwiebel, gehackt
- 2 Knoblauchzehen, gehackt
- 1 Rosmarinzweig
- 3 frische Oregano-Zweige
- 3 frische Thymianzweige
- 1 EL Pfeffer
- 1 EL Olivenöl
- 1 EL koscheres Salz

Wegbeschreibungen:

1. Den Ofen auf 350 F vorheizen.
2. Fleisch mit Pfeffer und Salz würzen.
3. Olivenöl in einem Vorratstopf erhitzen und Schweinebraten auf jeder Seite, ca. 4 Minuten auf jeder Seite.
4. Zwiebel und Knoblauch hinzufügen. Den Vorrat, oregano und Thymian unterrühren und eine Minute zum

Kochen bringen.

5. Topf abdecken und im vorgeheizten Ofen für 1 Stunde 30 Minuten rösten.

6. Servieren und genießen.

Nährwert (Betrag pro Portion):

Kalorien 501

Fett 24 g

Kohlenhydrate 3 g

Zucker 1 g

Protein 65 g

Cholesterin 194 mg

Italienische Schweinekotelett s

Zubereitungszeit: 10 Minuten Kochzeit: 30 Minuten

Servieren: 4

Zutaten:

- 4 Schweinelendenkoteletts, ohne Knochen
- 2 Knoblauchzehen, gehackt
- 1 TL italienische Würze
- 1 EL frischer Rosmarin, gehackt
- 1/4 TL schwarzer Pfeffer
- 1/2 TL kosheres Salz

Wegbeschreibungen:

1. Schweinekoteletts mit Pfeffer und Salz würzen.
2. In einer kleinen Schüssel Knoblauch, italienische Würze und Rosmarin vermischen.
3. Schweinekoteletts mit Knoblauch und Rosmarinmischung reiben.
4. Schweinekoteletts auf ein Backblech geben und 10 Minuten im Ofen bei 425 F rösten.
5. Temperatur auf 350 F drehen und 25 Minuten rösten mehr
6. Servieren und genießen.

Nährwert (Betrag pro Portion):

Kalorien 261   Fett 19 g

Kohlenhydrate 2 g

Zucker 0 g

Protein 18 g

Cholesterin 68 mg

Faser 0,4 g Nettokohlenhydrate 1

g

FISCH & FISCH
REZEPTE

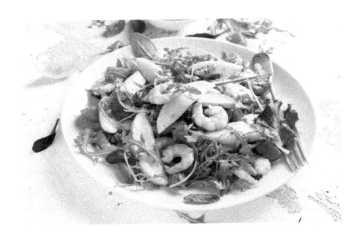

Toskanische Butter

Lachs

Serviert: 4

Vorbereitungszeit:

35 min Zutaten

- 4 (6 oz) Lachsfilets, trocken geklopft mit Papiertüchern

- 3 Esslöffel Butter

- 3/4 Tasse schwere Sahne

- Koscheres Salz und schwarzer Pfeffer

- 2 Tassen BabySpinat

Anfahrt

1. Den Lachs mit Salz und schwarzem Pfeffer würzen.

2. 1 1/2 Esslöffel Butter bei mittlerer Hitze in einer großen Pfanne erhitzen und Lachshaut seite oben hinzufügen.

3. Kochen Sie für etwa 10 Minuten auf beiden Seiten, bis tief golden und auf einem Teller austeilen.

4. Den Rest der Butter in der Pfanne erhitzen und Spinat hinzufügen.

5. Kochen Sie für ca. 5 Minuten und rühren Sie die schwere Creme.

39

6. Reduzieren Sie die Hitze auf niedrig und köcheln Sie ca. 3 Minuten.

7. Den Lachs in die Pfanne geben und gut mit der Sauce vermischen.

8. Etwa 3 Minuten köcheln lassen, bis der Lachs durch-gegart ist.

9. Austeilen und heiß servieren.

Nährwert pro Portion Kalorien

382

Gesamtfett 27.5g 35% gesät-

tigte Fettsäuren 12.2g 61%

Cholesterin 129mg 43%

Natrium 157mg 7%

Kohlenhydrate insgesamt

1.2g 0% Ballaststoffe 0.3g

1%

Zucker insgesamt 0,1 g
Protein 34g

Saure Creme Tilapia

Serviert: 3

Vorbereitungszeit: 3 Stunden 10 Min. Zutaten

- 3/4 Tasse hausgemachte Hühnerbrühe
- 1 Pfund TilapiaFilets
- 1 Tasse saure Sahne
- Salz und schwarzer Pfeffer, nach Geschmack
- 1 Teelöffel Cayennepfeffer

Anfahrt

1. TilapiaFilets zusammen mit den restlichen Zutaten in den langsamen Herd geben.
2. Den Deckel abdecken und ca. 3 Stunden niedrig kochen.
3. Austeilen und heiß servieren. Ernährungsmenge pro Portion

Kalorien 300

Gesamtfett 17.9g 23% gesättigte Fettsäuren 10.7g

54% Cholesterin 107mg

36%

Natrium 285mg 12%

Kohlenhydrate insgesamt

3.9g 1% Ballaststoffe 0.2g

1%

Zucker insgesamt

0.4g Protein

31.8g

Krabbenkuchen

Zubereitungszeit: 10 Minuten Kochzeit: 15 Minuten

Servieren: 4

Zutaten:

- 1 Ei
- 2 EL Butter
- 1 EL Koriander, gehackt
- 1/2 Tasse Mandelmehl
- 4 EL Schweineschinnen
- 1 Pfund Krabbenfleisch
- 3 TL Ingwer-Knoblauchpaste
- 2 TL sriracha
- 2 TL Zitronensaft
- 1 TL Dijon Senf
- 1/4 Tasse Mayonnaise

Wegbeschreibungen:

1. Alle Zutaten außer Butter in eine große Schüssel geben und mischen, bis sie gut kombiniert sind.

2. Den Ofen auf 350 F vorheizen.

3. Butter in einer Pfanne bei mittlerer Hitze erhitzen.

4. Krabbenkuchen aus Mischung machen und in die Pfanne geben und 5 Minuten kochen lassen.

5. Pfanne im vorgeheizten Ofen geben und 10 Minuten backen.

6. Servieren und genießen.

Nährwert (Betrag pro Portion):

Kalorien 251

Fett 16 g

Kohlenhydrate 7,4 g

Zucker 0,9 g

Protein 15 g

Cholesterin 97 mg

Mahi Mahi Stew

Serviert: 3

Vorbereitungszeit:

45 min Zutaten

- 2 Esslöffel Butter
- 2 Pfund Mahi Mahi Filets, gewürfelt

- 1 Zwiebel, gehackt

- Salz und schwarzer Pfeffer, nach Geschmack

- 2 Tassen hausgemachte

Fischbrühe Anfahrt

1. Die Mahi Mahi Filets mit Salz und schwarzem Pfeffer würzen.
2. Butter in einem Schnellkochtopf erhitzen und Zwiebel hinzufügen.
3. Sauté für ca. 3 Minuten und rühren Sie in der gewürzten Mahi Mahi Filets und Fischbrühe.
4. Verriegeln Sie den Deckel und kochen Sie auf Hochdruck für ca. 30 Minuten.
5. Natürlich den Druck loslassen und austeilen, um heiß zu servieren.

Ernährungsmenge pro Portion

Kalorien 398

Gesamtfett 12.5g 16% gesättigte Fettsäuren 6.4g 32% Cholesterin 290mg 97%

Natrium 803mg 35% Gesamtkohlenhydrate 5.5g 2% Ballaststoffe 1.5g 5%

Zucker insgesamt 2.2g Protein 62.3g

Knoblauchbutter

Lachs

Serviert: 8

Vorbereitungszeit: 40 Min. Zutaten

- Koscheres Salz und schwarzer Pfeffer, nach Geschmack

- 1 Pfund (3 Pfund) Lachsfilet, Haut entfernt

- 4 Esslöffel Butter, geschmolzen

- 2 Knoblauchzehen, gehackt

- 1/4 Tasse Parmesankäse, frisch gerieben

Wegbeschreibungen

1. Den Ofen auf 3500F vorheizen und ein großes Back-blech leicht einfetten.

Kalorien 172

Gesamtfett 12.3g 16% Gesättigte Fettsäuren 6.2g 31%

2. Den Lachs mit Salz und schwarzem Pfeffer versäumen und auf das Backblech geben.

3. Butter, Knoblauch und Parmesan in einer kleinen Schüssel vermischen.

4. Lachs in dieser Mischung ca. 1 Stunde marinieren.

5. In den Ofen geben und ca. 25 Minuten backen.

6. Zusätzlich, Masthähnchen für ca. 2 Minuten, bis oben leicht golden wird.

7. Auf eine Platte aufteilen und heiß servieren.

Ernährungsmenge pro Portion

Cholesterin 50mg 17%

Natrium 196mg 9%

Kohlenhydrate insgesamt 0.8g 0%

Ballaststoffe 0g 0% Gesamtzucker 0g

Protein 15.6g

FLEISCHLOSE
MAHLZEITE

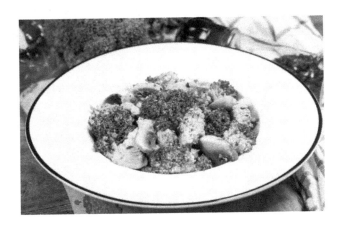

Cheesy Blumenkohl

Brokkoli Risotto

Zubereitungszeit: 10 Minuten Kochzeit: 15 Minuten

Servieren: 2

Zutaten:

- 2 Tassen Brokkoli-Blüten
- 1 Blumenkohlkopf, in Röschen geschnitten
- 2 grüne Zwiebel, gehackt
- 1/2 Tasse Parmesankäse, gerieben
- 2 EL schwere Sahne
- 1/2 EL Zitronenschale
- 1/2 Tasse Gemüsebrühe
- 2 EL Butter
- 1/2 TL Pfeffer
- 1/2 TL Salz

Wegbeschreibungen:

1. Blumenkohl und Brokkoliblüten in die Küchenmaschine geben und verarbeiten, bis es wie Reis aussieht.

2. Butter in einem Topf bei mittlerer Hitze schmelzen. Zwiebel hinzufügen und 2 Minuten sautieren.

3. Brokkoli und Blumenkohlreis zugeben und 2-3 Minuten sautieren.

4. Vorrat und Deckel hinzufügen und 10 Minuten kochen.

5. Käse und schwere Sahne hinzufügen und Zitronenschale und rühren, bis Käse geschmolzen ist.

6. Servieren und genießen.

Nährwert (Betrag pro Portion):

Kalorien 315

Fett 22 g

Kohlenhydrate 12 g

Zucker 5 g

Protein 15 g

Cholesterin 60 mg

BRUNCH & DINNER

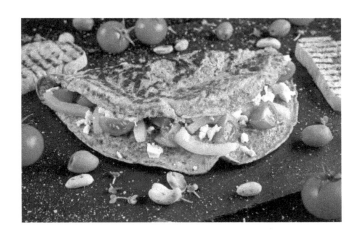

Käse Zucchini

Aubergine

Zubereitungszeit: 10 Minuten Kochzeit: 2 Stunden Servieren: 8

Zutaten:

- 1 Auberginen, geschält und in 1-Zoll-Würfel geschnitten
- 1 1/2 Tasse Spaghettisauce
- 1 Zwiebel, in Scheiben geschnitten
- 1 mittlere Zucchini, in 1-Zoll-Stücke geschnitten
- 1/2 Tasse Parmesankäse, geschreddert

Wegbeschreibungen:

1. Alle Zutaten in den Topf geben und gut rühren.
2. Bedecken und kochen auf hoch für 2 Stunden.
3. Gut umrühren und servieren.

Nährwert (Betrag pro Portion):

Kalorien 47

Fett 1,2 g

Kohlenhydrate 8 g

Zucker 4 g

Protein 2,5 g

Cholesterin 2 mg

SOUPS, STEWS & SALADS

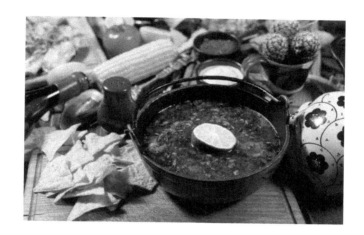

Köstliche Chicken

Taco Suppe

Zubereitungszeit: 10 Minuten Kochzeit: 6 Stunden

Servieren: 8

Zutaten:

- 2 lbs Hähnchenbrust, haut- und knochenlos
- 4 Tassen Hühnerbrühe
- 20 oz Rotel Tomaten, gewürfelt
- 2 EL Mrs. Dash Würze
- 1 oz Ranch Würze
- 16 oz Frischkäse

Wegbeschreibungen:

- Alle Zutaten in den langsamen Herd geben und gut umrühren.
- 6 Stunden abdecken und auf niedrig kochen.
- Entfernen Sie Huhn aus langsamem Herd und zerkleinern mit Gabel.
- Zurück zerfetztes Huhn zum langsamen Herd und gut rühren.
- Servieren und genießen.

Nährwert (Betrag pro Portion):

Kalorien 418

Fett 28 g

Kohlenhydrate 2 g

Zucker 0,5 g

Protein 37 g

Cholesterin 163 mg

44

DESSERTS & DRINKS

Matcha Eis

Zubereitungszeit: 5 Minuten Kochzeit: 5 Minuten

Servieren: 2

Zutaten:

- 1/2 TL Vanille

- 2 EL schwenken

- 1 TL Matchapulver

- 1 Tasse schwere Schlagsahne

Wegbeschreibungen:

1. Fügen Sie alle Zutaten in das Glas.

2. Glas mit Deckel versiegeln und 4-5 Minuten schütteln, bis die Mischung doppelt ist.

3. 3-4 Stunden im Kühlschrank aufstellen.

4. Servieren Sie gekühlt und genießen.

Nährwert (Betrag pro Portion):

Kalorien 215

Fett 22 g

Kohlenhydrate 3,8 g

Zucker 0,2 g

Protein 1,2 g

Cholesterin 82 mg

Choco Erdnuss

Cookies

Zubereitungszeit: 10 Minuten Kochzeit: 10 Minuten

Servieren: 24

Zutaten:

- 1 Tasse Erdnussbutter
- 1 TL Backpulver
- 2 TL Vanille
- 1 EL Butter, geschmolzen
- 2 Eier
- 2 EL ungesüßtes Kakaopulver
- 2/3 Tasse Erythritol
- 1 1/3 Tassen Mandelmehl

Wegbeschreibungen:

1. Den Ofen auf 350 F vorheizen.
2. Alle Zutaten in die Rührschüssel geben und umrühren.
3. Machen Sie 2-Zoll-Kugeln aus der Mischung und legen Sie auf gefettete Backblech und drücken Sie vorsichtig jede Kugel mit Gabel.
4. Im Backofen für 8-10 Minuten backen.
5. Servieren und genießen.

Nährwert (Betrag pro Portion):

Kalorien 110

Fett 9 g

Kohlenhydrate 9 g

Zucker 1,3 g

Protein 4,6 g

Cholesterin 15 mg

FISCHREZEPTE

Saure Creme

Tilapia

Serviert: 3

Vorbereitungszeit: 3 Stunden 10 Min.

Zutaten

- 3/4 Tasse hausgemachte Hühnerbrühe
- 1 Pfund TilapiaFilets
- 1 Tasse saure Sahne
- Salz und schwarzer Pfeffer, nach Geschmack
- 1 Teelöffel Cayennepfeffer

Wegbeschreibungen

1. TilapiaFilets zusammen mit den restlichen Zutaten in den langsamen Herd geben.

2. Den Deckel abdecken und ca. 3 Stunden niedrig kochen.

3. Austeilen und heiß servieren.

Ernährungsmenge pro Portion

Kalorien 300

Gesamtfett 17.9g 23% gesättigte Fettsäuren 10.7g

54% Cholesterin 107mg 36%

Natrium 285mg 12%

Kohlenhydrate insgesamt 3.9g 1% Ballaststoffe 0.2g 1%

Zucker insgesamt 0.4g Protein 31.8g

VEGAN &
VEGETARISCH

Gebräunter

Butterspargel

Serviert: 4

Vorbereitungszeit: 25 Min.

Zutaten

- 1/2 Tasse saure Sahne

- 25 Unzen grüner Spargel

- 3 Unzen Parmesankäse, gerieben

- Salz und Cayennepfeffer, nach Geschmack

- 3 Unzen Butter

Wegbeschreibungen

1. Spargel mit Salz und Cayennepfeffer würzen.

2. 1 Unze Butter in einer Pfanne bei mittlerer Hitze erhitzen und gewürzten Spargel dazugeben.

3. Ca. 5 Minuten anbraten und in eine Schüssel geben.

4. Den Rest der Butter in einer Pfanne erhitzen und kochen, bis sie hellbraun ist und einen nussigen Geruch hat.

5. Spargel zusammen mit saurer Sahne und Parmesan dazugeben.

6. In eine Schüssel austochen und heiß servieren.

Ernährungsmenge pro Portion

Kalorien 319

Gesamtfett 28.1g 36% gesättigte Fettsäuren 17.8g 89%

Cholesterin 74mg 25%

Natrium 339mg 15%

Kohlenhydrate insgesamt 9.1g 3% Ballaststoffe 3.8g 14%

Gesamtzucker 3.4g

Protein 11,9g

FRÜHSTÜCK REZEPTE

Keto Avocado Toast

Serviert: 2

Vorbereitungszeit: 20 Min.

Zutaten

- 2 Esslöffel Sonnenblumenöl
- 1/2 Tasse Parmesankäse, geschreddert
- 1 mittlere Avocado, in Scheiben geschnitten
- Meersalz, nach Geschmack
- 4 Scheiben Blumenkohlbrot

Wegbeschreibungen

1. Öl in einer Pfanne erhitzen und Blumenkohlbrotscheiben ca. 2 Minuten pro Seite kochen.

2. Avocado mit Meersalz würzen und auf das Blumenkohlbrot legen.

3. Top mit Parmesan käse und Mikrowelle für ca. 2 Minuten.

Ernährungsmenge pro Portion

Kalorien 141

Gesamtfett 10g 13% gesättigtes Fett 4.6g 23%

Cholesterin 20mg 7%

Natrium 385mg 17%

Kohlenhydrate insgesamt 4.5g 2% Ballaststoffe 2.4g 9%

Zucker insgesamt 0,7g Protein 10,6 g

APPETIZERS UND DESSERTS

Knusprige gebackene Zucchini Fries

Serviert: 4

Vorbereitungszeit: 30 Min.

Zutaten

- 3/4 Tasse Parmesankäse, gerieben
- 2 mittelgroße Zucchinis, in kleine Stöcke gehackt
- 1 großes Ei
- 1/4 Teelöffel schwarzer Pfeffer
- 1/4 Teelöffel Knoblauchpulver

Wegbeschreibungen

1. Backofen auf 4250F vorheizen und fetten ein Backblech leicht.

2. Ei in einer Schüssel verrühren und Parmesankäse, schwarzen Pfeffer und Knoblauchpulver in einer anderen Schüssel vermischen.

3. Tauchen Sie jeden Zucchini-Stick in das Ei und baggern Sie dann in der trockenen Mischung.

4. Auf das Backblech geben und in den Ofen stellen.

5. Backen Sie für ca. 20 Minuten, bis Gold und Masthähnchen für 3 Minuten zu dienen.

Ernährungsmenge pro Portion

Kalorien 102 Gesamtfett 5.9g 8%

Gesättigte Fettsäuren 3.4g 17% Cholesterin 62mg 21%

Natrium 222mg 10%

Kohlenhydrate insgesamt 4.3g 2% Ballaststoffe 1.1g 4%

Zucker insgesamt 1.8g Protein 9.6g

SCHWEINE- UND RINDFLEISCH

Geräuchertes

Brisket mit

Ahornsirup

Serviert: 8

Vorbereitungszeit: 40 Min.

Zutaten

- 1 Esslöffel zuckerfreier Ahornsirup

- 3 Pfund Gras gefüttert Rindfleisch briskets

- 3 Esslöffel Mandelöl

- 2 Tassen Knochenbrühe

- 4 Esslöffel flüssiger Rauch

Wegbeschreibungen

1. Mandelöl in einer Pfanne bei mittlerer Hitze erhitzen und Rinderbriskets hinzufügen.

2. Sauté für ca. 4 Minuten pro Seite und rühren Sie in der Knochenbrühe und flüssigen Rauch.

3. Deckel abdecken und für ca. 30

   Minuten bei mittlerer geringer Hitze.

4. In einer Platte auffüllen und mit zuckerfreiem Ahornsirup beträufeln.

Ernährungsmenge pro Portion

Kalorien 422

Gesamtfett 17g 22% gesättigtes Fett 4.9g 25%

Cholesterin 117mg 39%

Natrium 130mg 6%

Kohlenhydrate insgesamt 1.7g 1% Ballaststoffe 0g 0%

Zucker insgesamt 1.5g Protein 61.6g

HÜHNER- UND GEFLÜGELREZE PTE

Italienische Türkei

Serviert: 6

Vorbereitungszeit: 25 Min.

Zutaten

- 1 1/2 Tassen italienische Sanierung
- Salz und schwarzer Pfeffer, nach Geschmack
- 2 Esslöffel Butter
- 1 (2 Pfund) Knochen-in-Putenbrust
- 2 Knoblauchzehen, gehackt

Wegbeschreibungen

1. Den Ofen auf 3500F vorheizen und eine Backform mit Butter einfetten.

2. Gehackte Knoblauchzehen, Salz und schwarzen Pfeffer vermischen und die Putenbrust mit dieser Mischung reiben.

3. Putenbrust in der Backform anrichten und mit italienischem Dressing gleichmäßig anlegen.

4. Ca. 2 Stunden backen, gelegentlich mit Pfannensäften beschichten.

5. Austeilen und sofort servieren.

Ernährungsmenge pro Portion

Kalorien 464

Gesamtfett 31.3g 40% gesättigte Fettsäuren 7.8g 39%

Cholesterin 144mg 48%

Natrium 234mg 10%

Kohlenhydrate insgesamt 6.5g 2% Ballaststoffe 0g 0%

Zucker insgesamt 4.9g Protein 32.7g

Türkei Balls

Serviert: 6

Vorbereitungszeit: 35 Min.

Zutaten

- 1 Tasse Brokkoli, gehackt

- 1 Pfund Truthahn, gekocht und gehackt

- 2 Teelöffel Ingwer-Knoblauch-Paste

- Salz- und Zitronenpfefferwürze, nach Geschmack

- 1/2 Tasse Olivenöl

Wegbeschreibungen

1. Den Ofen auf 3600F vorheizen und ein Backblech einfetten.

2. Puten, Olivenöl, Brokkoli, Ingwer-Knoblauch-Paste, Salz und Zitronenpfeffer in einer Schüssel würzen.

3. Kleine Kugeln aus dieser Mischung machen und auf dem Backblech anordnen.

4. In den Ofen geben und ca. 20 Minuten backen.

5. Aus dem Ofen nehmen und mit dem Dip Ihrer Wahl servieren.

Ernährungsmenge pro Portion

Kalorien 275

Gesamtfett 20.1g 26% gesättigtes Fett 3g 15%

Cholesterin 58mg 19%

Natrium 53mg 2%

Kohlenhydrate insgesamt 1.5g 1% Ballaststoffe
0.4g 1%

Zucker insgesamt 0.3g Protein 22.4g

FRÜHSTÜCK REZEPTE

Köstliche Vegan Zoodles

Gesamtzeit: 15 Minuten Serviert: 4

Zutaten:

- 4 kleine Zucchinis, spiralisiert in Nudeln
- 3 EL Gemüsebrühe
- 1 Tasse Paprika, gewürfelt
- 1/2 Tasse Zwiebel, gewürfelt
- 3/4 Tasse Nährhefe
- 1 EL Knoblauchpulver
- Pfeffer
- Salz

Wegbeschreibungen:

1. Zucchini-Nudeln, Paprika und Zwiebel in einer Pfanne mit Gemüsebrühe zugeben und bei mittlerer Hitze einige Minuten kochen lassen.

2. Fügen Sie Nährhefe und Knoblauchpulver hinzu und kochen Sie für einige Minuten, bis cremig.

3. Mit Pfeffer und Salz abschmecken.

4. Gut umrühren und servieren.

Nährwert (Menge pro Portion): Kalorien 71; Fett 0,9 g; Kohlenhydrate 12.1

g; Zucker 5,7 g; Protein 5,7 g; Cholesterin 0 mg;

Avocado Frühstück

Smoothie

Gesamtzeit: 5 Minuten Serviert: 2

Zutaten:

- 5 Tropfen flüssiges Stevia
- 1/4 Tasse Eiswürfel
- 1/2 Avocado
- 1 TL Vanilleextrakt
- 1 Tasse ungesüßte Kokosmilch

Wegbeschreibungen:

1. Fügen Sie alle Zutaten in den Mixer und mischen, bis glatt und cremig.
2. Sofort servieren und genießen.

Nährwert (Menge pro Portion): Kalorien 131; Fett 11,8 g; Kohlenhydrate 5.6 g; Zucker 0,5 g; Protein 1 g; Cholesterin 0 mg;

Chia Zimt Smoothie

Gesamtzeit: 5 Minuten Serviert: 1

Zutaten:

- 2 Kugeln Vanille-Protein-Pulver

- 1 EL Chiasamen

- 1/2 TL Zimt

- 1 EL Kokosöl

- 1/2 Tasse Wasser

- 1/2 Tasse ungesüßte Kokosmilch

Wegbeschreibungen:

1. Fügen Sie alle Zutaten in den Mixer und mischen, bis glatt und cremig.

2. Sofort servieren und genießen.

Nährwert (Menge pro Portion): Kalorien 397; Fett 23,9 g; Kohlenhydrate 13.5 g; Zucker 0 g; Protein 31,6 g; Cholesterin 0 mg;

Mittagessen Rezepte

Spinat mit Kokosmilch

Gesamtzeit: 25 Minuten Serviert: 6

Zutaten:

- 16 Oz Spinat
- 2 TL Currypulver
- 13,5 Unzen Kokosmilch
- 1 TL Zitronenschale
- 1/2 TL Salz

Wegbeschreibungen:

1. Spinat in pfanne geben und bei mittlerer Hitze erhitzen. Sobald es heiß ist, dann Currypaste und ein paar Esslöffel Kokosmilch hinzufügen. Gut umrühren.
2. Die restliche Kokosmilch, Zitronenschale und Salz hinzufügen und kochen, bis sie verdickt sind.
3. Servieren und genießen.

Nährwert (Menge pro Portion): Kalorien 167; Fett 15,6 g; Kohlenhydrate 6.7 g; Zucker 2,5 g; Protein 3,7 g; Cholesterin 0 mg;

Tomaten

Auberginen Spinat

Salat

Gesamtzeit: 30 Minuten Serviert: 4

Zutaten:

- 1 große Aubergine, in 3/4 Zoll Scheiben geschnitten
- 5 Oz Spinat
- 1 EL sonnengetrocknete Tomaten, gehackt
- 1 EL Oregano, gehackt
- 1 EL Petersilie, gehackt
- 1 EL frische Minze, gehackt
- 1 EL Schalotte, gehackt
- Zum Ankleiden:
- 1/4 Tasse Olivenöl
- 1/2 Zitronensaft
- 1/2 TL geräucherter Paprika
- 1 TL Dijon Senf
- 1 TL Tahini

- 2 Knoblauchzehen, gehackt
- Pfeffer
- Salz

Wegbeschreibungen:

1. In Scheiben geschnittene Auberginen in die große Schüssel geben und mit Salz bestreuen und minutenlang beiseite stellen.

2. In einer kleinen Schüssel alle Dressing-Zutaten vermischen. Beiseite.

3. Grill auf mittlere Hitze erhitzen.

4. In einer großen Schüssel Schalotte, sonnengetrocknete Tomaten, Kräuter und Spinat hinzufügen.

5. Auberginenscheiben abspülen und mit Papiertuch trocknen.

6. Eierpflanzenscheiben mit Olivenöl bürsten und bei mittlerer Hitze 3-4 Minuten auf jeder Seite grillen.

7. Die gegrillten Auberginenscheiben abkühlen lassen und dann in Viertel schneiden.

8. Auberginen in die Salatschüssel geben und dressing über Salat gießen. Viel gut.

9. Servieren und genießen.

Nährwert (Menge pro Portion): Kalorien 163; Fett 13 g; Kohlenhydrate 10 g; Zucker 3 g; Protein 2 g; Cholesterin 0 mg;

FRÜHSTÜCK REZEPTE

Flauschige Pfannkuchen

Bringen Sie eine alte Tradition zurück in Ihre Küche mit dieser Keto freundlichen Version von Pfannkuchen, die Sie an die altmodische Version erinnern wird.

Gesamtvorbereitungs- & Garzeit: 30 Minuten Level: Anfänger

Marken: 2 Pfannkuchen

Protein: 4 Gramm Netto Kohlenhydrate: 1

Gramm Fett: 10 Gramm

Zucker: 0 Gramm

Kalorien: 118

Was Sie brauchen:

- 1/8 TL Backpulver, glutenfrei

- 4 Unzen Mandelmehl

- 2 1/2 TL Mandelmilch, ungesüßt

- 1/4 TL Vanilleextrakt, zuckerfrei

- 1 großes Ei

- 1 EL Kokosöl

Schritte:

1. Schmelzen Sie das Kokosöl in einer Pfanne, während Sie den Teig mischen.

2. Mit einem Lebensmittelmixer das Backpulver, Ei und
    Mandelmilch 20 Sekunden lang peitschen. Kombinieren
    Sie das Mandelmehl und Den Vanilleextrakt und
    pulsieren Sie ca. 30 Sekunden lang.

3. Den halben Teig auf die heiße Pfanne geben und den
    Pfannkuchen nach etwa 60 Sekunden umdrehen. Weiter
    zu drehen, bis golden. Wiederholen Sie dies für den
    verbleibenden Teig. Sofort servieren.

Variationstipps:

1. Top mit gesunden Heidelbeeren, knusprigem Speck
    oder genießen, wie es ist.

2. Alternativ können Sie 2 1/2 Teelöffel schwere Sahne
    anstelle der Mandelmilch verwenden.

LUNCH RECIPES

Blumenkohl

gebratener Reis

Sie werden sich in diese Wiedergabe von gebratenem Reis verlieben, die auch als Seite für jede Mahlzeit zusammengehen wird.

Gesamtvorbereitungs- & Garzeit: 15 Minuten: 4 Helpings

Protein: 4 Gramm Net Carb: 5 Gramm

Fett: 8 Gramm

Zucker: 0 Gramm

Kalorien: 114

Was Sie brauchen:

- 2 EL Butter

- 12 Unzen Reis Blumenkohl, Blüten

- 1 EL Zwiebelpulver

- 2 Knoblauchzehen, zerkleinert

- 1 großes Ei, geschlagen

- 2 EL Tamarisauce, glutenfrei

- 1 TL geröstetes Sesamöl

Schritte:

1. Mit einem Lebensmittelmixer die Blumenkohlblüten ca. 1 Minute hoch bis krümelig pulsieren.

2. Den Blumenkohl in einem Topf ca. 5 Minuten erhitzen und

von der Hitze entfernen.

3. Löffeln Sie den Blumenkohl in ein Geschirrtuch und drehen Sie Feuchtigkeit zu entfernen. Wiederholen Sie diesen Schritt mehrmals, um sicherzustellen, dass der größte Teil des Wassers entfernt wurde.

4. Für 5 Min., braun den Blumenkohl mit heißer Butter.

5. Knoblauch und Zwiebelpulver unter gelegentlicher Rühren für eine Minute zugeben.

6. Das geschlagene Ei in die Pfanne einbauen und ca. 2 weitere Minuten kontinuierlich rühren. Von der Hitze entfernen.

7. Zum Schluss mit der Tamarisauce und geröstetem Sesamöl abschmecken und warm servieren.

Variationstipps:

1. Wenn Sie nicht mit Butter kochen möchten, können Sie alternativ 2 Esslöffel Olivenöl, Ghee oder Kokosöl verwenden.

2. Wenn Sie Zeit sparen möchten, den Blumenkohl zu ersparen, können Sie gefrorenen vorgefertigten Reiskohl in diesem Rezept verwenden.

3. Für die Sorte können Sie 1/4 Tasse gewürfelte Karotten hinzufügen.

DESSERT-REZEPTE

Avocado Pudding

Gesamtzeit: 10 Minuten Serviert: 8

Zutaten:

- 2 reife Avocados, geschält, entsteint und in Stücke geschnitten
- 1 EL frischer Limettensaft
- 14 Oz Kann Kokosmilch
- 80 Tropfen flüssiges Stevia
- 2 TL Vanilleextrakt

Wegbeschreibungen:

1. Fügen Sie alle Zutaten in den Mixer und mischen, bis glatt.
2. Servieren und genießen.

Nährwert (Menge pro Portion): Kalorien 317; Fett 30,1 g;
Kohlenhydrate 9.3
g; Zucker 0,4 g; Protein 3,4 g; Cholesterin 0 mg;

1. In 4 gerade Stücke schneiden und servieren.

Backtipp:

Die Kokosnuss muss beim Messen dicht verpackt werden, um die richtige Menge zu gewährleisten.

Variationstipp:

Alternativ können Sie in diesem Rezept milchfreie ungesüßte Schokolade verwenden.

ABENDESSEN REZEPTE

Rindfleisch

Stroganoff

Diese Wiedergabe dieses definitiven Rezepts hat die typische cremige Sauce und saftiges Rindfleisch ohne alle zusätzlichen Kohlenhydrate.

Gesamtvorbereitungs- & Garzeit: 30 Minuten Level: Intermediate/Expert

Macht: 4 Helpings

Protein: 28 Gramm Netto Kohlenhydrate: 2,2 Gramm Fett: 26 Gramm

Zucker: 0 Gramm

Kalorien: 410

Was Sie brauchen:

- 16 Unzen Rindersteak, Sirloin oder Filetloin
- 3 TL Kokosöl
- 1 Knoblauchzehe, zerkleinert
- 8 Unzen schwere Sahne
- 1/2 TL Zwiebelpulver
- 4 Unzen trockener Rotwein
- 1/3 Tasse saure Sahne
- 8 Unzen Rinderbrühe

- 1/4 TL Pfeffer, getrennt
- 2 TL Dijon Senf
- 3 TL Schnittlauch, dünn geschnitten
- 1/2 TL Salz, getrennt
- 3 TL Petersilie, gehackt

Schritte:

1. Schneiden Sie das Rindfleisch in Abschnitte etwa einen halben Zoll dick. Das in Scheiben geschnittene Fleisch mit einem Papiertuch anklopfen und zur Seite stellen.

2. Mit einer großen Antihaftpfanne das Kokosöl, 1/4 Teelöffel Salz, Zwiebelpulver, Knoblauch und 1/8 Teelöffel Pfeffer erhitzen.

3. Sobald das Öl warm ist, das Rindfleisch in die Pfanne geben, aber nicht rühren.

4. Nach ca. 2 Minuten die Fleischstücke umdrehen, um die alternative Seite zu erhitzen.

5. Sobald beide Seiten vernässt sind, entfernen Sie auf eine Platte.

6. Die Hitze absenken und den Rotwein in der Pfanne entleeren. Wirbeln Sie den Wein mit einem Löffel für etwa 60 Sekunden herum, während Sie die Pfanne kratzen, um zu entglasen.

7. Drehen Sie die Hitze wieder auf Medium und lassen Sie den Wein für eine zusätzliche Minute reduzieren.

8. Das Fleisch wieder in die Pfanne geben und mit dem reduzierten Wein ca. 90 Sekunden vermischen. Dann

drehen Sie die Hitze nach unten zu köcheln.

9. Mischen Sie die schwere Sahne gründlich und lassen
Sie die Sauce über

ca. 3 Minuten.

10. Die saure Sahne, den restlichen 1/8 Teelöffel Pfeffer,
Dijon-Senf und den restlichen 1/4 Teelöffel Salz in die
Sauce mischen, bis sie gut kombiniert sind.

11. 2 Minuten köcheln lassen und vom Herd nehmen.

12. Mit Schnittlauch und Petersilie garnieren und heiß
servieren.

Backtipp:

1. Stellen Sie sicher, dass die Fleischscheiben passen, ohne
an den Seiten zu gehen, um eine ordnungsgemäße
Küche zu gewährleisten. Wenn die Pfanne zu klein ist,
kochen Sie das Fleisch in kleineren Chargen.

Variationstipps:

2. Alternativ können Sie anstelle des Rindersteaks
Rinderfilet oder Sirloin verwenden.

3. Anstelle von Kokosöl können Sie einen Esslöffel Butter
oder Ghee verwenden.

4. Wenn Sie Pilze in Ihrem Stroganoff genießen, schneiden
Sie 8 Unzen Ihrer Lieblingspilze. Nach Schritt 5 einen
zusätzlichen Esslöffel Kokosöl oder Alternative
hinzufügen und ca. 2 Minuten braten und mit dem
Fleisch auf den Teller nehmen. In Schritt 8 wieder in die
Pfanne geben.

SNACK-REZEPTE

Granola Bars

Dieser süße und knusprige Snack ist leicht transportierbar und wird jede Schlacke in Energie, die Sie haben können, treten.

Gesamtvorbereitungs- & Garzeit: 1 Stunde 30 Minuten

Stufe: Mittelstufe

Marken: 4 Bars

Protein: 4 Gramm

Netto Kohlenhydrate: 3,6 Gramm Fett: 16 Gramm

Zucker: 1 Gramm

Kalorien: 176

Was Sie brauchen:

- 1/8 Tasse Schokoladenchips, Stevia gesüßt
- 2 1/2 Oz. Mandeln, roh und gehackt
- 1 TL Leinsamen
- 2 1/2 Unzen Kokosflocken, ungesüßt
- 4 TL Swerve Süßstoff, Konditor
- 2 1/2 Oz. Mandeln, in Scheiben geschnitten
- 1 EL Kokosöl
- 2/3 EL Mandelbutter
- 1/4 TL Salz

Schritte:

2. Stellen Sie den Ofen auf 375° Fahrenheit auf. Legen Sie ein Stück Backfutter über eine kleine Pfanne, mit viel übrig über jeder seite. Bereiten Sie drei kleine flache Blätter mit Backpapier vor.

3. Die gehackten Mandeln auf 1 der vorbereiteten Blätter verteilen und ca. 10 Minuten erhitzen. Platzieren Sie auf dem Tresen.

4. Gießen Sie die geslivered Mandeln auf dem zweiten vorbereiteten Blatt und erhitzen Sie für ca. 4 Minuten. Auf den Zähler entfernen.

5. Auf dem letzten vorbereiteten Blatt die Kokosflocken streuen und ca. 3 Minuten erhitzen. Legen Sie mit den anderen vorbereiteten Blättern auf den Zähler.

6. Stellen Sie die Temperatur auf 350° Fahrenheit ein.

7. In einem Topf das Kokosöl und die Mandelbutter auflösen.

8. In einem großen Gericht, peitschen Sie das Ei und Swerve.

9. Die gerösteten Mandeln und Kokosnüsse übertragen und vollständig kombinieren.

10. Mit einem Gummischaber die Salz- und Schokoladenchips in den Teig einbauen.

11. Drücken Sie den Teig gleichmäßig in die vorbereitete 8-Zoll-

Pfanne, um sicherzustellen, dass die Luft aus dem Teig ist.

12. Ca. 15 Minuten erhitzen und mindestens eine halbe Stunde zum Abkühlen an den Tresen entfernen.

ABENDESSEN REZEPTE

Tomaten Avocado Gurkensalat

Gesamtzeit: 10 Minuten Serviert: 4

Zutaten:

- 1 Gurke, in Scheiben geschnitten

- 2 Avocado, gehackt

- 1/2 Zwiebel, in Scheiben geschnitten

- 2 Tomaten, gehackt

- 1 Paprika, gehackt

- Zum Ankleiden:

- 2 EL Koriander

- 1/4 TL Knoblauchpulver

- 2 EL Olivenöl

- 1 EL Zitronensaft

- 1/2 TL schwarzer Pfeffer

- 1/2 TL Salz

Wegbeschreibungen:

1. In einer kleinen Schüssel alle Dressing-Zutaten vermischen und beiseite stellen.

2. Alle Salatzutaten in die große Rührschüssel geben und gut vermischen.

3. Dressing über Salat gießen und gut werfen.

4. Sofort servieren und genießen.

Nährwert (Menge pro Portion): Kalorien 130; Fett 9,8 g; Kohlenhydrate 10.6
g; Zucker 5,1 g; Protein 2,1 g; Cholesterin 0 mg;

KETO DESSERTS
RECIPES

Proteinriegel

Serviert: 8

Zubereitungszeit: 10 Minuten Kochzeit: 10 Minuten

Zutaten:

- 2 Kugeln Vanille-Protein-Pulver

- 1/2 TL Zimt

- 15 Tropfen flüssiges Stevia

- 1/4 Tasse Kokosöl, geschmolzen

- 1 Tasse Mandelbutter

- Prise Salz

Wegbeschreibungen:

1. In einer Schüssel alle Zutaten vermischen, bis sie gut kombiniert sind.

2. Barmischung in eine Backform geben und gleichmäßig nach unten drücken.

3. In Kühlschrank bis fest.

4. Schneiden und servieren.

Pro Portion: Netto Kohlenhydrate: 0.2g; Kalorien: 99

Gesamtfett: 8g; Gesättigte Fettsäuren: 6g

Protein: 7.2g; Kohlenhydrate: 0.6g; Faser: 0.4g; Zucker: 0.2g; Fett 71% / Protein 28% / Kohlenhydrate 1%

UNGEWÖHNLICHE LECKERE MEAL RECIPES

Karottenpudding

Aus den traditionellen indischen Rezeptbüchern, ist dieser Pudding voll von den gesunden Fetten, die Ihr Körper braucht, um betankt zu halten.

Gesamtvorbereitungs- & Garzeit: 45 Minuten Level: Anfänger

Macht: 4 Helpings

Protein: 2 Gramm Netto Kohlenhydrate:

1 Gramm Fett: 18 Gramm

Zucker: 2 Gramm

Kalorien: 190

Was Sie brauchen:

- 3 Tassen Karotten, gerieben
- 2 Tassen Kokosmilch
- 1/2 TL Kardamompulver
- 2 1/2 EL Butter
- 6 TL Erythritol-Süßungsmittel, granuliert

Schritte:

1. Die Butter verflüssigen und dann die Karotten in einer Pfanne köcheln lassen, bis sie zart werden, was etwa 8 Minuten dauert. Rühren Sie die Karotten kontinuierlich, so dass sie vollständig gekocht sind.

79

2. Die Kokosmilch in den Topf entleeren und gut kombinieren.

3. Rühren Sie die Karotten für weitere 15 Minuten, um sicherzustellen, dass sie nicht kleben.

4. Schließlich das Kardamompulver und Erythritol mischen und erhitzen, bis die Milch vollständig reduziert ist.

5. Servieren Sie warm und genießen Sie.

Variationstipp:

1. Sie können alternativ Ghee in diesem Rezept anstelle der Butter verwenden.

2. Das traditionelle Gericht wird in der Regel mit ein paar Cashews gekrönt.

SÜßIGKEITEN: ANFÄNGER

Ingwer Kokosnuss Süßigkeiten

Serviert: 10

Zubereitungszeit: 5 Minuten Kochzeit: 5 Minuten

Zutaten:

- 1 TL gemahlener Ingwer
- 1/4 Tasse geschredderte Kokosnuss, ungesüßt
- 3 unoz Kokosöl, erweicht
- 3 unkokosige Butter, weich
- 1 TL flüssiges Stevia

Wegbeschreibungen:

1. Kokosöl und Kokosbutter 30 Sekunden lang in einer Mikrowellenschüssel und Mikrowelle hinzufügen. Gut umrühren.

2. Fügen Sie die restlichen Zutaten hinzu und rühren Sie gut zu kombinieren.

3. Gießen Sie Mischung in die Silikon-Süßigkeiten Form und kühlen, bis gehärtet.

4. Servieren und genießen.

Pro Portion: Netto Kohlenhydrate: 0.8g; Kalorien: 130

Gesamtfett: 13.9g; Gesättigte Fettsäuren: 12.1g

Protein: 0.6g; Kohlenhydrate: 2.3g; Faser: 1.5g; Zucker: 0.6g; Fett
96% / Protein 2% / Kohlenhydrate 2%

COOKIES: ANFÄNGER

Easy No Bake Cookies

Serviert: 20

Zubereitungszeit: 10 Minuten

Kochzeit: 5 Minuten

Zutaten:

- 1 TL Swerve
- 2 EL Butter, geschmolzen
- 2 Tassen ungesüßte Kokosflocken
- 2 EL ungesüßtes Kakaopulver
- 1 1/2 TL Vanille
- 1 1/3 Tasse Erdnussbutter, cremig

Wegbeschreibungen:

1. Backblech mit Pergamentpapier auslegen und beiseite stellen.
2. Alle Zutaten in die große Schüssel geben und mischen, bis sie gut kombiniert sind.
3. Teig auf ein Backblech schaufeln und mit der Rückseite des Löffels den Teig vorsichtig nach unten drücken, um eine Keksform zu machen.
4. 30 Minuten im Kühlschrank aufstellen.

5. Servieren und genießen.

Pro Portion: Netto Kohlenhydrate: 3.4g; Kalorien: 186;
Gesamtfett: 16.3g; Gesättigte Fettsäuren: 8.2g

Protein: 5.2g; Kohlenhydrate: 6.2g; Faser: 2.8g; Zucker: 2.5g; Fett
80% / Protein 12% / Kohlenhydrate 8%

FRÜHSTÜCK REZEPTE

Tore Baguette mit Knoblauch- Petersilienbutter

Komplett: 20 min

Vorbereitung: 5 min

Koch: 15 min

Ertrag: 4 Portionen

Nährwerte:

Kalorien: 34, Gesamtfett: 5,1 g, gesättigte Fettsäuren: 1.3 g, Kohlenhydrate: 1,5 g, Zucker: 0,3 g, Protein: 1,3 g

Zutaten

- 5 Esslöffel verteilen sich bei Raumtemperatur
- 1 bis 2 Knoblauchzehen, gehackt
- 2 Esslöffel gehackt eitrende Petersilienblätter
- 1 Esslöffel natives Olivenöl extra
- Salz und knackig gemahlener dunkler Pfeffer
- 1 Laib

Richtung

1. Verflüssigen Sie 1 Esslöffel des Aufstrichs in einem kleinen Topf über mittel-niedrige Wärme. Den

Knoblauch einschließen und kochen, mischen, bis es sanft, aber nicht dunkel gefärbt, 1 bis 2 Minuten. Abkühlen lassen. An diesem Punkt mischen Sie diese Knoblauch-Margarine in den Rest der Aufstrich in einer kleinen Schüssel. Petersilie, Olivenöl, Salz und Pfeffer unterrühren.

2. Den Masthähnchen auf 400 Grad vorheizen.

3. Reißen Sie die Rolle den langen Weg, mit dem Ziel, dass es öffnet wie ein Buch, ist jedoch nicht vollständig in gleiche Teile gerissen. In der Rolle mit der Knoblauchmargarine abschmieren. Den Laib mit Aluminiumfolie einschließen und vorbereiten, bis er durchgewärmt ist, 10 bis 12 Minuten.

Kuchen

Zwischenstufe:

Himbeerkuchen

Serviert: 4

Zubereitungszeit: 10 Minuten Kochzeit: 23
Minuten

Zutaten:

- 5 Eiweiß
- 2 Tassen Himbeeren
- 1/2 Tasse Butter, geschmolzen
- 1 TL Backpulver
- 1 TL Vanille
- 1 Zitronenschale, gerieben
- 1 Tasse Mandelmehl
- 1/2 Tasse Xylitol

Wegbeschreibungen:

1. Den Ofen auf 375 F/ 190 C vorheizen.
2. Tortendose mit Kochspray fetten und beiseite stellen.
3. In einer großen Schüssel Eiweiß bis schaumig rühren.
4. Süßungsmittel, Backpulver, Vanille, Zitronenschale und Mandelmehl zugeben und so gut vermischen.
5. Geschmolzene Butter hinzufügen und gut rühren.
6. Teig in vorbereiteter Tortenform gießen und mit

Himbeeren begießen.

7. Im vorgeheizten Ofen 20-23 Minuten backen.

8. Servieren und genießen.

Pro Portion: Netto Kohlenhydrate: 4.2g; Kalorien: 213

Gesamtfett: 18.8g; Gesättigte Fettsäuren: 7.8g

Protein: 5.8g; Kohlenhydrate: 7.9g; Faser: 3.7g; Zucker: 2.3g; Fett 81% / Protein 11% / Kohlenhydrate 8%

GEFRORENES DESSERT: ANFÄNGER

Zitronenkäse-Eis

Serviert: 4

Zubereitungszeit: 10 Minuten Kochzeit: 15 Minuten

Zutaten:

- 1 mittelgroße Zitrone, waschen, geschält und Samen entfernen
- 3 EL Schwenk
- 1 Tasse Sekt
- 14 oz Mascarpone Käse
- Prise Meersalz

Wegbeschreibungen:

1. Fügen Sie alle Zutaten in den Mixer und mischen, bis glatt und cremig.
2. Gießen Sie in den Behälter und legen Sie in den Kühlschrank für 2 Stunden.
3. Servieren Sie gekühlt und genießen.

Pro Portion: Netto Kohlenhydrate: 5.5g; Kalorien: 181; Gesamtfett:

12.9g; Gesättigte Fettsäuren: 8.2g

Protein: 11.3g; Kohlenhydrate: 5.9g; Faser: 0.4g; Zucker: 0.6g; Fett 64% / Protein 24% / Kohlenhydrate 12%

SNACKS REZEPTE

Schnelles Brot in der Pfanne

Portionen: 4-6

Kochzeit: 20 Minuten

Nährstoffe pro Portion:

Kalorien: 91 | Fette: 12,3 g | Kohlenhydrate: 3,6 g | Proteine: 21 g

Zutaten:

- 1/3 Tasse + 1 EL Mandelmehl
- 1 1/2 EL Psyllium
- 3 Eier
- 1/2 Tasse Joghurt
- 1/2 Tasse geriebener Käse
- 1 TL Backpulver
- 2 TL Leinsamen
- 2 TL Sesamsamen
- 1 EL Kokosöl (zum Braten)
- 1 EL Kürbiskerne (zur Dekoration)
- Eine Prise Salz

Kochprozess

1. In einer Schüssel, schlagen Sie die Eier durch einen Mixer bis zur Gleichmäßigkeit. Geriebener Käse, Joghurt und trockene Zutaten hinzufügen. Mischen Sie alles. Lassen Sie für 10 Minuten.

2. Die Pfanne fetten und den Teig auslegen. Mit Kürbiskernen bestreuen.

3. Bei niedriger Hitze 7 Minuten auf jeder Seite braten. Warm servieren.

Schokolade und Zucchinibrot

Portionen: 10-12

Kochzeit: 50 Minuten

Nährstoffe pro Portion:

Kalorien: 89 | Fette: 9,7 g | Kohlenhydrate: 2,7 g | Proteine: 5,3 g

Zutaten:

- 3/4 Tasse + 1 EL Mandelmehl
- 1 Zucchini
- 1 TL Backpulver
- 2 EL Kakaopulver
- 1/2 TL Zimt
- 2 Eier
- 1/4 Tasse Joghurt
- oz weiches Kokosöl
- 1/2 TL Vanille
- 1 TL Balsamico-Essig
- 1 EL gehackte Mandeln
- 3 EL flüssiges Stevia
- Eine Prise Salz

Kochprozess:

1. Der Ofen wird auf 180°C vorgeheizt.
2. Zucchini bis zur Gleichmäßigkeit hacken und Mandeln

hinzufügen. In einer Schüssel Mehl, Backpulver, Zimt, Kakaopulver und Salz kombinieren.

3. In einer anderen Schüssel, schlagen Sie die Eier; Kokosöl, Joghurt, Vanille, Stevia und Essig hinzufügen. Mischen Sie alles. Zucchini und trockene Zutaten in die Eimasse geben. Gut mischen.

4. Fetten Sie das Backblech. Den Teig auslegen und 35 Minuten im Ofen backen. Kühlen Sie das Brot ab und legen Sie es auf den Teller.

LUNCH RECIPES

Thanksgiving Brot

Nährwerte:

Kalorien: 339, Gesamtfett: 26,9 g, gesättigte Fettsäuren: 5,7 g, Kohlenhydrate: 16,7 g, Zucker: 1,2 g, Protein: 12.2 g' Serviert: 4

Zutaten:

- 1 EL Ghee
- 2 SellerieStiele, gehackt
- 1 Zwiebel, gehackt
- 1/2 Tasse Walnüsse
- 1/2 Tasse Kokosmehl
- 1 1/2 Tasse Mandelmehl
- 1 EL Frischer Rosmarin, gehackt
- 10 Salbeiblätter, fein gehackt
- 1 TL Backpulver
- 1 Prise frisch geriebene Muskatnuss
- 1/4 TL Salz
- 1/2 Tasse Hühnerbrühe
- 4 Eier
- 2-3 Speckstreifen, gekocht und zerbröselt

Wegbeschreibungen:

1. Heizen Sie Ihren Ofen auf 350F / 175C vor.

2. Das Ghee in eine Pfanne geben und auf medium schmelzen. Sellerie und Zwiebel dazugeben und ca. 5 Minuten anbraten.

3. Einmal zart, fügen Sie die Walnüsse und kochen für ein paar weitere Minuten. Beiseite.

4. In einer Schüssel Kokosmehl, Mandelmehl, Rosmarin, Salbei, Backpulver, Muskatnuss und Salz vermischen.

5. Den sautierten Sellerie und die Zwiebel unterrühren und die Hühnerbrühe und die Eier dazugeben. Mischen, bis gut integriert.

6. Den Speck einrühren und den Teig in die vorbereitete Laibpfanne geben. Backen Sie den vorgeheizten Ofen für ca. 30-35 Minuten.

7. Nach dem Backen abkühlen lassen, in Scheiben schneiden und servieren.

Abendess

Cheddar Bay Kekse

Portionen: 4 - 8 Kekse – 2 pro Portion

Nährwerte: 2 g Netto Kohlenhydrate ;20 g Fett; 13 g Protein; 230 Kalorien

Zutaten:

- Geschredderter Mozzarella-Käse – 1,5 Tassen

- Geschredderter Cheddar-Käse – 1 Tasse

- Frischkäse – 0,5 von 1 pkg. - 4 Unzen.

- Große Eier – 2

- Mandelmehl - .66 Tasse

- Granuliertes Knoblauchpulver - .5 TL.

- Backpulver - 4 TL.

- Butter – für die Pfanne

Wegbeschreibungen:

1. Mikrowelle für ca. 45 Sekunden mit der

Hochleistungseinstellung, bis geschmolzen. Rühren und für 20 zusätzliche Sekunden zurückgeben. Rühren Sie noch einmal.

2. In einem anderen Behälter die Eier mit Mandelmehl, Knoblauchpulver und Backpulver kombinieren. Mischen Sie alles zusammen und legen Sie auf eine Folie aus Mehlstaubige Plastikfolie. Rollen und 20-30 Minuten in den Kühlschrank stellen.

3. Erhitzen Sie den Ofen, um 425oF zu erreichen. Bereiten Sie eine dunkle Farbe Backform mit Butter. Den kalten Teig in acht Segmente schneiden. In die vorbereitete Pfanne geben – ein wenig Platz zwischen jedem.

4. 10-12 Minuten backen. Entfernen und auf die Arbeitsplatte legen, um abzukühlen.

DAS KETO

Freitag: Mittagessen: Cremige Avocado und Speck mit Ziegenkäsesalat

Salat erhält ein Upgrade, wenn sehnsüchtige Avocado und Ziegenkäse mit knusprigem Speck und knusprigen Nüssen kombiniert werden. Schnell und gut zum Mittag- oder Abendessen.

Variationstipp: Verwenden Sie verschiedene frische Kräuter im Dressing.

Vorbereitungszeit: 10 Minuten Kochzeit: 20 Minuten

Serviert 4

Was ist drin?

Salat:

- Ziegenkäse (1 8-Unzen-Log)
- Speck (.5 Pfund)
- Avocados (2 qty)
- Geröstete Walnüsse oder Pekannüsse (.5 Tasse)
- Arugula oder BabySpinat (4 Unzen)

Dressing:

- Halb Zitrone, entsaftet
- Mayonnaise (.5 Tasse)

- Natives Olivenöl extra (.5 Tasse)

- Schwere Schlagsahne (2 T)

- Koscheres Salz (nach Geschmack)

- Frisch gemahlener Pfeffer (nach Geschmack)

Wie es gemacht wird

1. Eine Backform mit Pergamentpapier auslegen.

2. Backofen auf 400 Grad vorheizen.

3. Ziegenkäse in Halb-Zoll-Runden schneiden und in Backform geben. Auf einem oberen Rack in den vorgeheizten Ofen stellen, bis

   goldbraun.

4. Speck kochen, bis er knusprig ist. In Stücke schneiden

5. Avocado in Scheiben schneiden und auf Grüns legen. Top mit Speckstücken und Fügen Sie Ziegenkäse runden.

6. Nüsse hacken und auf den Salat streuen.

7. Zum Dressing Zitronensaft, Mayo, natives Olivenöl extra und Schlagsahne kombinieren. Mischen Sie mit Arbeitsplatte oder Immersion Mixer.

8. Mit koscherem Salz und frischem gemahlenem Pfeffer abschmecken.

Netto kohlenhydrat: 6 Gramm Fett: 123 Gramm

Protein: 27 Gramm

Zucker: 1 Gramm

KETO BEIM ABENDESSEN

Dienstag: Abendessen:

Hähnchenschenkel mit

Knoblauch und

Parmesankäse

Schmeckt wie Hühnerflügel, aber höriger. Variationstipp: Versuchen Sie, in einer gusseisernen Pfanne zu kochen, um hervorragende Nähte zu finden. Getrocknetes Basilikum statt italienischer Würze würde gut funktionieren.

Vorbereitungszeit: 5 Minuten Kochzeit: 35 Minuten Serviert 4

Was ist drin?

- Knochen in Hühnerschenke (6 qty)
- Italienische Würze (1 T)
- Geschredderter Parmesankäse (1 T)
- Knoblauchzehen, gehackt (1 qty)
- Koscheres Salz (nach Geschmack)
- Frisch gemahlener Pfeffer (nach Geschmack)

Wie es gemacht wird

1. Backofen auf 450 Grad F vorheizen
2. Ziehen Sie die Haut von der Oberseite des

102

Oberschenkels weg, um eine Tasche zu erstellen.

3. Italienische Würze, geschredderten Parmesankäse, Knoblauch, 1/8 Teelöffel koscheres Salz, frisch gemahlenen Pfeffer und spärliche Tropfen natives Olivenöl extra vermischen.

4. Teilen Sie die Mischung zwischen den Oberschenkeln. Reiben Sie gleichmäßig unter die Haut.

5. In einer ofenfesten Pfanne extra natives Olivenöl bei mittlerer Hitze erhitzen.

6. Oberschenkel hautseitig nach unten legen und ca. 5 Minuten kochen lassen. Flip und kochen für 8 bis 10 Minuten.

7. Übertragen Sie die Pfanne für 15-20 Minuten in den heißen Ofen, bis sie durchgekocht ist.

8. Ruhe ruhen lassen, dann dienen.

Netto kohlenhydratbemessen: 0.6 Gramm

Fett: 29 Gramm

Protein: 27 Gramm

Zucker: 0 Gramm

CPSIA information can be obtained
at www.ICGtesting.com
Printed in the USA
BVHW091513100621
609271BV00004B/1112